AF299439

CONTRIBUTION

A L'ÉTUDE DU

BROMHYDRATE DE QUININE

DANS LES FIÈVRES D'ORIGINE PALUDÉENNE

LE Dr LÉON DARDENNE (DE L'ILE MAURICE).

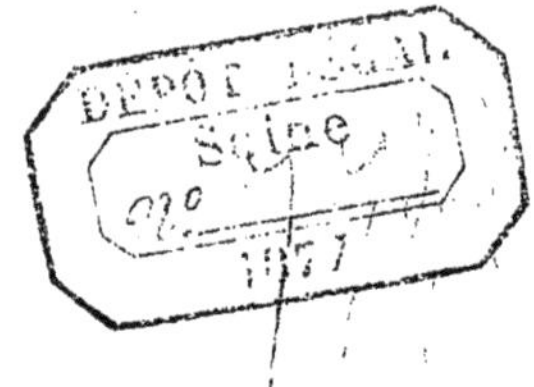

Dans un des numéros du *Journal de Thérapeutique*, à la suite d'une de ses remarquables études sur l'emploi thérapeutique du bromhydrate de quinine dans les fièvres de nature paludéenne, M. le professeur Gubler appelle l'attention des médecins qui exercent dans les pays marécageux sur l'efficacité du nouveau fébrifuge.

Les belles recherches du savant thérapeutiste, les intéressantes observations recueillies par les Drs Soulez (de Romorantin), Rendu, Choffé et Raymond sont tellement concluantes que je n'ai pas hésité à m'engager dans la même voie que ces distingués observateurs.

Soucieux des progrès de la médecine, je l'aurais fait depuis longtemps si, aussi heureux que mes distingués confrères, j'avais pu me procurer plus tôt la nouvelle préparation quinique. Le champ de pareilles expériences est fécond à Maurice où les fièvres d'origine paludéenne sévissent à l'état endémo-épidémique et où, dans un laps de temps relativement très-court, il m'a été donné de rassembler une série d'observations qui me permettent d'affirmer que le nouveau sel a dans presque tous les cas remplacé avec supériorité son congénère le sulfate de quinine.

Je l'ai administré sous forme pilulaire, emprisonné dans du pain azyme, en potion et sur une large échelle en injections hypodermiques. Cette dernière méthode dont la rapidité et la sûreté d'action est bien supérieure aux autres modes d'emploi, m'a toujours donné les meilleurs résultats. En solution prise par la bouche, le bromhydrate de quinine est plus actif qu'administré sous forme de pilule ou enveloppé dans du pain azyme. L'innocuité des injections hypodermiques de bromhydrate de quinine, ainsi que je l'ai constaté dans tous les cas où je me suis servi de cette méthode, fait de ce mode d'emploi une ressource précieuse pour les praticiens qui traitent dans les contrées comme l'île Maurice, où les fièvres d'accès existent à l'état endémique et revêtent toutes les formes, depuis la névralgie la plus légère jusqu'à l'accès pernicieux le plus foudroyant.

Dans la forme comateuse où le médicament ne peut être administré par la voie buccale, dans la forme ictéro-hématurique où les vomissements souvent incoërcibles et bilieux ne permettent pas l'absorption du fébrifuge, dans les formes algide, convulsive et délirante, où l'action de l'anti-périodique doit être sûre et rapide, les injections sous-cutanées de bromhydrate de quinine, à hautes doses, peuvent rendre des services inespérés. Dans les cas graves de ce genre que j'ai observés l'année dernière et les années précédentes, je me suis toujours loué d'avoir employé ce mode d'introduction du médicament ; mais à cette époque je n'avais pas à ma disposition de bromhydrate de quinine, il fallait bien se contenter du sulfate et de ses inconvénients.

Le résumé de l'observation suivante, puisée dans mes notes, en donnera un aperçu.

OBSERVATION I. — *Fièvre paludéenne à forme ictéro-hématurique, traitée avec succès par les injections hypodermiques de sulfate de quinine.*

La petite T..., âgée de 5 ans, après avoir éprouvé dans la journée du 3 juin 1875 quelques nausées peu intenses accompagnées de frissons légers, est prise dans la soirée du 4, vers 7 heures, d'un urinement de sang très-prononcé (les urines sont d'un rouge noir qui rappelle la couleur du porter). Ces accidents hématuriques se renouvellent à 1 heure du matin ; refroidissement général, sueurs glacées et profuses, prostration.

Je la vois le lendemain matin, 5 juin, à 6 heures, dans l'état suivant :

Troisième hématurie, douleur précordiale, respiration accélérée, pouls 140, constipation, vomissements bilieux fréquents avec beaucoup d'efforts ; teinte sub-ictérique de la peau qui est sèche et chaude, couleur jaunâtre foncée de la sclérotique, augmentation du foie, douleur à cette région, rate hypertrophiée. Sommeil nul la nuit dernière. 0,25 centigrammes de sulfate de quinine en injection hypodermique ; vomitif d'Ipéca (illico). Quelques heures après, lavement émollient qui n'opère pas ; sirop de ratanhia et de quinquina à 1 cuillerée à bouche toutes les 3 heures. Limonade sulfurique ; bouillons.

La journée est assez bonne. Le soir, à 6 h. 1/2, nouvel accès aussi intense que le précédent et qui se termine dans la nuit par une évacuation abondante mélangée à des urines légèrement sanguinolentes. Je ne puis faire une seconde visite ce jour-là.

Le 6, vers 8 heures du matin, je la retrouve calme. Injection sous-cutanée de 0,25 centigrammes de sulfate de quinine.

Nouvelle injection de 0,20 centigrammes à la jambe, vers 5 heures de l'après-midi. La journée a été bonne, gaieté revenue, bonne chaleur de la peau, urines normales, sauf à 1 heure où elles se sont montrées plutôt fortement chargées que légèrement sanguinolentes. Limonade Rogé, pour le lendemain matin.

Le 7, à 7 h. 1/2 du matin, sans fièvre, pas de vomissements, le sommeil a été calme. La piqûre au bras droit est tuméfiée et douloureuse ; l'injection à la jambe a déterminé une eschare brunâtre d'une étendue d'un demi-pouce ; douleur à cette région. Je propose une nouvelle injection malgré la menace d'abcès au bras et de mortification épidermique à la jambe, les parents la rejettent. Le 8, pas d'abcès, appétit revenu, quinquina-ferrugineux. J'ordonne un changement d'air sur les plateaux élevés de Curepipe.

Le père de la petite malade, que j'ai revu plus tard, m'a annoncé qu'il s'était développé un vaste abcès au bras et que l'eschare à la jambe s'était détachée et avait mis à nu une plaie très-étendue et longue à guérir.

Je dois ajouter que c'est après avoir lu les intéressantes observations publiées par mon confrère le Dr Vinson dans la *Gazette hebdomadaire de médecine et de chirurgie*, du 16 octobre 1874, que je me suis servi, à son exemple, des injections hypodermiques dans les cas de cette nature.

Avec le nouveau sel, il n'y a pas à redouter les larges eschares et les abcès plus ou moins étendus qui suivent quelquefois les injections au sulfate ; aussi attendons-nous, non pas avec impatience — ce serait faire preuve de peu d'humanité, — mais avec confiance, les quelques formes pernicieuses qui éclatent à certains moments de l'année et qui pourraient se présenter à notre observation.

J'ai employé dans mes expériences tantôt le bromhydrate acide, tantôt le bromhydrate neutre de quinine.

Après bien des essais avec le bromhydrate acide, j'ai adopté pour mes injections hypodermiques une solution au 10e additionnée de quelques gouttes d'acide sulfurique dilué.

> Bromhydrate acide de quinine, 1 gramme ;
> Acide sulfurique dilué, 6 gouttes ;
> Eau distillée, 10 grammes.

Ainsi préparée, cette solution est parfaitement limpide et ne laisse, après l'injection sous-cutanée, aucun accident inflammatoire, sauf un nodule qui persiste quelques jours après l'opération. J'ai également employé la solution suivante qui s'est montrée aussi inoffensive que la précédente :

> Bromhydrate acide de quinine, 1 gramme ;
> Acide tartrique, 0,50 centigrammes ;
> Eau distillée, 10 grammes.

Je déclare que toutes les fois que je me suis servi d'une de ces deux solutions *acidulées* à dose suffisante pour produire des effets anti-périodiques, — une seule seringuée par chaque piqûre, — elles se sont l'une et l'autre montrées aussi inoffensives pour le tissu cellulaire que la solution *alcoolisée* de bromhydrate neutre de quinine d'après la formule de M. Gubler.

Les lésions inflammatoires apparaissaient lorsque deux injections étaient faites par la même piqûre (rougeur érysipélateuse, eschare superficielle restreinte). La seringue de Pravaz dont je me sers contient 1 gramme de la solution, j'ai donc introduit dans le tissu cellulaire, avec toutes les précautions que réclame cette délicate opération, 0,20 centigrammes de bromhydrate acide de quinine sans avoir à constater les accidents inflammatoires violents qui succèdent ordinairement aux injections de sulfate de quinine préparées avec une même quantité d'acide sulfurique dilué.

Les solutions au dixième préparées avec 15 et 16 gouttes d'acide sulfurique dilué, ainsi que celles additionnées de 15 à 16 gouttes d'eau de Rabel, ont laissé, à la suite des piqûres, des lésions inflammatoires aussi prononcées que celles qui éclatent après une injection hypodermique de sulfate de quinine.

Je dois dire tout d'abord que j'apportais un soin minutieux dans l'entretien de ma seringue ; avant de faire une injection j'avais la précaution de bien nettoyer l'aiguille-canule ainsi que le corps de la seringue avec de l'eau distillée. Mes solutions soit *acidulées* (BAQ.), soit *alcoolisées* (BNQ.) étaient indemnes de particules de poussière et parfaitement limpides au moment où je les employais. C'est là un point capital, et ce résultat est parfaitement obtenu si on a le soin de ne préparer la solution qu'au moment de s'en servir.

Une solution faite depuis longtemps, quelque bien bouché que soit le flacon qui la renferme, contient toujours un dépôt de matières morganiques qui sont sûrement entraînées dans le tissu cellulaire ; ces petits corps étrangers suffisent, à mon avis, pour l'irriter au point de produire une inflammation très-douloureuse.

Voici une observation qui prouve l'innocuité des injections hypodermiques de bromhydrate acide de quinine et qui met en relief la rapidité et la sûreté d'action du médicament administré par le tissu cellulaire.

OBSERVATION II. — Leo Hanelas, infirmier à l'hôpital de la propriété sucrière « Combo », a payé un large tribut, de 1868 à 1875, aux accès de fièvre paludéenne contre lesquels le sulfate de quinine a souvent été employé, tantôt avec succès, tantôt sans aucun bénéfice.

Il est atteint depuis une quinzaine de jours environ d'une névralgie intermittente qui occupe la région frontale gauche avec douleurs lancinantes dans les parties profondes de l'œil et au point sous-orbitaire.

Les douleurs s'irradient souvent à l'occiput et s'accompagnent ordinairement d'une congestion oculaire très-intense ; un larmoiement plus ou moins considérable termine cette fièvre larvée.

Celle-ci, dans la première huitaine, n'avait pas d'heure fixée, elle éclatait tantôt dans la matinée, tantôt au déclin de la journée ; mais depuis environ 6 jours elle est quotidienne et débute à 7 heures du matin précises pour ne céder que vers minuit (17 heures de durée).

Ce malade redoutait de prendre du sulfate de quinine qui, d'après ses propres expressions, « lui portait sur la vessie au point d'amener à la suite des urines de la douleur et quelques gouttes de sang. » Disons également qu'une dose de 0,25 centigrammes de sulfate de quinine produisait facilement chez lui les effets désagréables du quinisme.

Le 2 février, vers 8 heures du matin, pendant qu'il souffrait de sa névralgie, je lui fis 3 injections hypodermiques de bromhydrate acide de quinine dont 1 (0,10 centigrammes), à l'avant-bras gauche, et 2 à l'avant-bras droit, les deux seringuées ont été poussées par la même piqûre, l'aiguille-canule demeurant en place.

La névralgie, au lieu de durer toute la journée jusqu'à la nuit, a cédé à 2 heures de l'après-midi (seulement 7 heures de durée).

3 février. — Ce matin, pas de névralgie, un peu de lourdeur dans la tête. Petite eschare de la largeur d'une lentille et superficielle à l'avant-bras droit (point des deux seringuées).

A midi, le malade se sent très-bien, la lourdeur à la tête a disparu.

3 injections dont 2 par la même piqûre.

On ne voit plus traces des premières piqûres, la petite eschare est simplement épidermique. La solution dont je me suis servi était préparée avec 6 gouttes d'acide sulfurique dilué.

4 février. — Toute la journée d'hier, à partir de midi, a été bonne. Pas de vestige de névralgie la nuit.

Ce matin, 0,50 centigrammes de bromhydrate par la bouche. Pas d'injections.

La névralgie apparaît à midi plus faible qu'auparavant et ne cède que vers 9 heures du soir. La nuit a été bonne.

5 février. — Accès à 7 heures du matin, plus intense que la veille.

Au point où les deux injections ont été faites le 3, je constate un peu d'empâtement et de rougeur érysipélateuse dont la douleur augmente avec la pression.

A 8 heures du matin, 4 injections sous-cutanées, 0,40 centigrammes de bromhydrate acide de quinine. L'accès se dissipe à 2 heures de l'après-midi.

6 février. — Pas d'accès ce matin. 4 nouvelles injections. à 10 heures du matin dont 2 aux jambes et 2 aux bras (solution à l'acide tartrique).

7 février. — Je le vois à 9 heures du matin, pas de névralgie, nuit très-calme. La rougeur et l'empâtement ont disparu au point où les deux seringuées ont été poussées le 3 février.

2 nouvelles injections au thorax. Pour consolider la guérison, j'ordonne un traitement hydrothérapique.

Jusqu'au moment où j'écris ces lignes, 28 mars, le malade n'a plus éprouvé la moindre trace de névralgie. Chaque piqûre a laissé un nodule non douloureux et qui tend à disparaître.

Cette observation est intéressante à divers titres :

1° Elle montre l'innocuité du bromhydrate acide de quinine en

injections sous-cutanées. Les accidents inflammatoires ont été insi-
gnifiants ;

2° L'influence du médicament administré en plein accès a été manifeste ; son action sûre et rapide : à la première dose sous-cutanée
l'accès a avorté, au lieu de durer 17 heures il ne s'est montré que
pendant 7 heures ;

3° Ce malade ne pouvait prendre le sulfate de quinine sans en être
fort incommodé. L'introduction dans l'économie de 0,40 centigrammes
en 4 injections dans la même séance, c'est-à-dire une quantité suffisante pour produire une action thérapeutique énergique, n'ont amené
ni bourdonnement d'oreilles, ni vertige, etc. Les effets bromiques
se sont traduits, aux premières doses, par une légère somnolence ;

4° Les injections sous-cutanées du fébrifuge sont plus rapides et
plus puissantes que le même médicament administré, à plus forte
dose, par la bouche.

L'observation suivante est celle d'un cas de fièvre intermittente
dont les deux premiers stades présentent un certain cachet d'origina-
lité, et qui a été guéri par les injections sous-cutanées de bromhydrate neutre de quinine.

OBSERVATION III. — Augustin Charpentier, 30 ans, sans avoir fait d'excès
alcooliques, avoue lui-même aimer assez la bouteille. Anémie, souffle au premier temps et aux carotides. La teinte bistrée de son visage fait voir qu'il a
payé un large tribut à l'épidémie de fièvre intermittente de 1868 à 1875. Depuis cette dernière époque, il a eu quelques accès qui se sont dissipés d'eux-
mêmes ; mais depuis environ 3 mois, voici les symptômes qu'il éprouve à
chaque accès :
Disons d'abord que le sulfate de quinine a été employé sans aucun bénéfice
et que chaque dose amenait les effets désagréables du quinisme.
A chaque accès, une boule de gaz douloureuse part de l'ombilic, décrit un
mouvement rotatoire autour de ce point, suit ensuite un trajet horizontal vers
l'hypocondre droit, passe derrière le dos, monte vers la colonne vertébrale
jusqu'à l'apophyse épineuse de la première vertèbre dorsale, en produisant
pendant ce trajet une sensation de froid glacial. Au moment où cette sensation a lieu derrière le dos, le même phénomène se montre en avant et vient
se localiser à l'épigastre et à la région précordiale en réveillant à ce dernier
point une hyperesthésie cardiaque fort douloureuse. Ce phénomène se produit
avec la rapidité de l'éclair et le frisson dorsal fait place à une chaleur intense
avec picotements douloureux s'étendant de la colonne vertébrale à tout le
reste du corps. Pendant cette période de chaleur dont la durée est de 2, 3 ou
4 heures, il y a une congestion oculaire plus ou moins intense, le pouls est à
132, les urines rares et chargées ; la peau devient moite, une transpiration
plus ou moins abondante accompagnée de larmoiement termine l'accès.
D'autres fois le stade de frisson est caractérisé par une aura qui part des
orteils en produisant une sensation de froid avec fourmillements, monte rapidement le long des deux jambes, arrive aux testicules, s'y localise douloureu-

sement un moment et vient se répartir dans tout le corps par des frissons dont les plus pénibles sillonnent la colonne vertébrale.

L'accès débute souvent à 7 heures du matin pour céder dans la journée vers 1 ou 2 heures ; d'autres fois il apparaît à 1 heure pour se dissiper dans la nuit.

Depuis environ une huitaine de jours, l'accès est quotidien, mais n'a pas d'heure fixe. Je vois le malade pour la première fois à l'hôpital de la propriété sucrière « l'Union » et lui fais, en pleine période de chaleur (13 février), à 3 heures de l'après-midi, l'accès ayant éclaté à 2 heures, 3 injections hypodermiques de bromhydrate neutre de quinine (formule de M. Gubler) aux deux avant-bras et à la jambe.

14 février. — Les injections de la veille n'ont laissé aucune trace d'inflammation ; pas de vertiges ni de bourdonnements d'oreilles ; l'accès s'est terminé dans la nuit comme d'habitude par de la transpiration. Je lui fais ce matin, à 8 heures, à mon cabinet, 3 nouvelles injections dont 1 à chaque bras, la troisième au côté droit du thorax. Quelques minutes après on voit, à l'endroit de chaque piqûre, un boursouflement comme une plaque d'urticaire. L'accès apparaît à 1 heure 1/2 pour céder à 3 heures 1/2. 2 heures de durée. L'aura, cette fois, est partie des mains et, après avoir suivi rapidement les avant-bras et les bras, s'est répandue au tronc en provoquant, le long de la colonne vertébrale, une sensation de fraîcheur moins pénible qu'à l'ordinaire, sensation qui a rapidement fait place à de la chaleur, avec picotements, suivie d'une transpiration peu abondante. Je le revois cette après-midi (5 heures), il ressent simplement un peu de lourdeur à la tête et quelques courbatures ; 4 injections sous-cutanées de bromhydrate neutre, dont 2 aux bras et 3 à la poitrine.

15 février. — Bonne nuit, hier soir ; l'ivresse quinine a été assez prononcée après les injections de la veille. Ce matin, à 6 1/2 heures, quelques frissons dans le dos et les cuisses. Le visage a un meilleur teint ; appétit revenu. Je lui fais, à 7 heures, à mon cabinet, 2 injections. Je joins au traitement l'hydrothérapie et les ferrugineux.

16 février. — Sommeil calme, la nuit dernière ; le visage est coloré. Accès incomplet à midi. Pas d'injections.

17 février. — Je ne le vois que l'après-midi, à 5 heures ; quelques frissons dans la journée, 0,50 centigrammes de bromhydrate neutre en 5 injections.

18 février. — Sommeil aussi calme que la nuit précédente. A fait ce matin une promenade hygiénique après sa douche. Gaieté revenue. Ce matin, à 8 heures, 5 nouvelles injections, une seule seringuée à chaque piqûre.

19 février. — Même état ; 0,40 centigrammes du fébrifuge acide par la bouche, 0,20 centigrammes du neutre en injections.

20 février. — Pas d'injections ; quinquina, ferrugineux, hydrothérapie. Sous l'influence de ce traitement, son état s'améliore de jour en jour.

Remarques. — 1° A la première dose de 0,30 centigrammes, l'accès n'a subi aucune influence, il a parcouru son cycle comme à l'ordinaire ;

2° Après la deuxième séance, son accès est revenu dans la journée à 1 heure 1/2, pour céder à 3 heures 1/2. Encore a-t-il été incomplet et n'a-t-il duré que 2 heures ;

3° L'intensité et la durée de l'accès ont diminué au fur et à mesure qu'augmentait le nombre d'injections, au point de ne se manifester que par une sensation plus ou moins rapide de fraîcheur et de chaleur localisée à une partie du corps.

Observation IV. — Hurchum, 40 ans, Indien, laboureur de la propriété sucrière « Bénarès ». Cachexie paludéenne ; la rate déborde les fausses côtes de 5 travers de doigt ; entre à l'hôpital le 2 février. Je lui fais, en pleine période de chaleur, 3 injections hypodermiques, dont 2 par la même piqûre (0,30 centigrammes de bromhydrate acide de quinine) ; sensation de brûlure tolérable à la piqûre.

Le thermomètre, placé à l'aisselle, préalablement bien essuyée, marquait 41° ; 1 heure après, transpiration abondante. La solution qui a servi à ces injections était préparée à l'acide tartrique.

Le 3 février. — Pas de fièvre.

Le 4 février. — L'accès est revenu à 2 heures de l'après-midi, pour céder dans la soirée. Par une circonstance indépendante de ma volonté, je ne puis le visiter ce jour-là ; la propriété se trouve à 5 milles de chez moi.

Le 5 février. — Pas de fièvre (type tierce). Rougeur érysipélateuse douloureuse à la pression au siége des deux seringuées.

Le 6 février. — 4 injections sous-cutanées, à 1 heure précise de l'après-midi (même solution). L'accès ne paraît pas ce jour-là.

Le 7 février. — Pas d'accès ; pas d'injections.

Le 8 février. — 4 nouvelles injections à 1 heure de l'après-midi (même solution). Pas d'accès. Sorti de l'hôpital le 9, rate presque normale.

Je revois le malade le 26 du même mois ; il ne présente aucune trace d'inflammation aux piqûres. Les accès n'ont plus reparu.

J'ai souvent soigné ce malade pour de semblables accès, j'avoue que le sulfate de quinine ne m'a pas donné un pareil résultat. Il est vrai de dire que je ne l'ai pas employé en injections hypodermiques.

Observation V. — Ramdhoo, 55 ans, laboureur sur la propriété sucrière « l'Union » Petite Savanne.

Ce malade est à l'hôpital depuis quelques jours avec des accès quotidiens qui ont résisté au sulfate de quinine. La cachexie paludéenne est prononcée chez lui, il est très-pâle, bouffi et présente de l'infiltration avec un commencement d'ascite ; rate hypertrophiée.

La fièvre apparaît le matin à 7 heures 1/2 pour ne céder que dans la soirée vers 6 heures.

Le 2 février, en pleine période de chaleur, 5 injections sous-cutanées de bromhydrate acide de quinine, dont 2 par la même piqure au bras droit, les autres au bras gauche. Solution à 6 gouttes d'acide sulfurique dilué. La fièvre cède à 3 heures ; elle a donc été influencée par le fébrifuge dont l'action curative se maintient jusqu'au 4.

Le 3, pas d'accès, le malade ressent un peu de douleur à l'endroit des piqûres, légère tuméfaction.

Le 4, un peu de chaleur dans la journée ; je ne le revois que le 5 et lui fais 4 nouvelles injections de la même solution.

J'ordonne en même temps un traitement ferrugineux.

Les 6 et 7, pas d'accès, pas d'injections.

Le 8, 4 injections de bromhydrate neutre de quinine, cette fois; rate bien diminuée, appétit revenu, état général bien meilleur. Demande son excat. Je le revois quelques jours après et constate que les injections acidulées ont laissé à la suite des piqûres des nodules bien marqués.

L'endroit où les piqûres ont été faites pour l'introduction du bromhydrate neutre de quinine est parfaitement sain.

Remarquons ici que le sulfate de quinine a été administré sans aucun bénéfice pendant quelques jours et qu'il a fallu seulement 0,90 centigrammes de bromhydrate acide de quinine et 0,40 centigrammes de bromhydrate neutre pour débarrasser le malade complétement de ses accès quotidiens.

OBSERVATION VI. — Félicia C..., 30 ans, atteinte de fièvre paludéenne depuis environ 15 jours ; anémie, souffle au premier temps et dans les gros vaisseaux ; retard de 2 mois dans la menstruation ; hypertrophie de la rate, congestion au foie.

L'accès revient tous les jours, tantôt à 11 heures du matin, tantôt vers 2 heures pour ne céder que l'après-midi ou se prolonge jusqu'au soir vers 9 heures. Chaque accès se termine par une légère transpiration.

Depuis 4 ou 5 jours, l'accès éclate à 11 heures précisés par un violent frisson, accompagné de vomissements.

Je la revois le 11 février à 3 heures de l'après-midi, pouls 132, T. A. 41°, l'accès a débuté ce matin à 11 heures.

3 injections hypodermiques (solution acidulée), dont 2 par la même piqûre à la région externe du bras droit, la troisième au bras gauche.

La fièvre a cédé à 7 heures du soir. Je me promets de revenir le lendemain à 10 heures précises.

12 février. — Par une circonstance imprévue, il ne m'est permis d'arriver chez la malade qu'à 10 *heures* 20 *minutes;* je lui fais 4 injections de bromhydrate neutre de quinine (0,40 centigrammes).

La fièvre n'est pas revenue ce jour-là.

Le 13, à 11 heures précises, 3 injections de bromhydrate neutre. Je constate une rougeur érysipélateuse au bras où les deux séringuées ont été poussées le 11.

La fièvre ne revient pas à 11 heures ni de toute la journée.

Le 14, 3 injections de bromhydrate acide à 10 heures précises ; je la revois l'après-midi, elle m'apprend qu'elle n'a pas eu le plus léger accès. Elle s'est grattée à l'endroit des piqûres faites le 13, rougeur et douleur autour de ces points. Rate considérablement diminuée; foie normal; appétit revenu. Ferrugineux, hydrothérapie.

Je l'ai revue le 28, la guérison ne s'est pas démentie. Il n'y a pas eu, à la suite des piqûres, la moindre lésion inflammatoire. Cette malade n'avait jamais été prise auparavant de fièvre intermittente et n'a, par conséquent, pas fait usage du sulfate de quinine.

Une dose de 1^{gr},30 de bromhydrate a suffi pour la débarrasser d'une fièvre palustre quotidienne qui la minait depuis environ une quinzaine de jours.

Je reviendrai sur cette observation.

OBSERVATION VII. — Ramsany, enfant de 6 ans, résidant dans le village de Souillac, porte les traces d'une cachexie paludéenne assez prononcée. Il est atteint de fièvre quotidienne depuis une quinzaine de jours, d'après ce que me dit son père. Depuis le 24 février, l'accès éclate régulièrement à 10 heures précises du matin pour se dissiper l'après-midi vers 4 heures, 6 heures de durée. Chaque accès débute par un violent frisson accompagné de vomisse-ments, lesquels persistent toute la journée.

L'enfant ne peut rien garder.

Je le vois, le 28 février, à 8 heures du matin : langue suburrale, apyrexie complète, grande faiblesse, courbatures, rate hypertrophiée, irritabilité dans le caractère, sensibilité à l'épigastre, très-douloureux à la pression. Ne pouvant attendre jusqu'à 9 heures pour lui injecter le nouveau fébrifuge, je lui fais, séance tenante, c'est-à-dire à 8 heures 10, 2 injections hypodermiques, 0,20 centigrammes de bromhydrate neutre de quinine (solution préparée d'après la formule de M. Gubler).

Sensation de brûlure à chaque piqûre, pleurs. L'accès ne revient pas à 10 heures comme les jours précédents, il n'apparaît qu'à 1 heure dans la journée pour se dissiper vers 3 heures (2 heures de durée, au lieu de 6 heures). Le père de l'enfant me dit que l'accès a été très-léger ; il a pu prendre un peu de bouillon sans le rejeter. Les vomissements ont cessé.

Cette première dose sous-cutanée a donc éloigné l'accès et en a influencé la durée et l'intensité.

1er mars. — A 9 heures précises, c'est-à-dire 1 heure avant l'accès, 3 nouvelles injections de bromhydrate neutre de quinine, une seule seringuée à chaque piqûre. Même sensation de brûlure, pleurs. Pas d'accès à 10 heures, rien dans la journée ; l'hypnotisme après ces injections a été plus marqué que la veille, l'enfant a dormi d'un sommeil calme pendant une demi-heure. Moins de sensibilité à l'épigastre, a pris une soupe d'arrow-root avec plaisir, pas de vomissements.

2 mars. — Bon sommeil la nuit dernière, aucune trace des piqûres. Apyrexie complète ce matin à 9 heures ; 0,25 centigrammes de bromhydrate neutre de quinine par la bouche.

3 mars. — Un peu de gonflement aux piqûres faites le 1er mars, douleur à la pression ; la solution dont je me suis servi pour ces injections était assez vieille et n'était pas limpide.

0,30 centigrammes du fébrifuge par la bouche. Pas de fièvre hier, toute la journée ni ce matin. Sommeil calme la nuit dernière. Gaieté et appétit complétement revenus, la sensibilité à l'épigastre a disparu. La rate diminue de volume.

4 mars. — Même état. Le gonflement aux piqûres tend à disparaître. Hydro-thérapie.

6 mars. — Le gonflement a complétement disparu, la fièvre n'est plus revenue. Rate dans un état presque normal.

Je l'ai revu le 20 du même mois. La guérison s'est maintenue ; pas le moindre nodule à la place des piqûres.

Comme on le voit, il n'a fallu que 1gr,05 de bromhydrate basique pour mettre fin à des accès quotidiens qui revenaient depuis 2 semaines et qui avaient jeté le petit malade dans un commencement de cachexie paludéenne.

Dois-je conclure, en présence de ces deux observations VI et VII, à l'efficacité du nouveau fébrifuge administré 1 heure avant l'accès? Pendant 4 ou 5 jours la malade de l'observation VI a pu elle-même se convaincre de la régularité, dans l'heure de son accès. Chez le petit malade de l'observation VII, l'accès revenait périodiquement depuis le 24 février à 10 heures précises, c'est-à-dire depuis 4 jours.

M'est-il permis d'aller plus loin et de penser que le médicament employé en injections hypodermiques possède une rapidité et une sûreté d'action telles que, porté dans l'organisme *quarante minutes* seulement avant l'accès présumé (obs. VI), il réussirait à le prévenir ?

Un pareil résultat serait réellement trop beau !

Pour se prononcer à ce sujet, il faut, et en cela je suis tout à fait de l'avis du distingué médecin de Romorantin, soumettre ce point important de la question à un contrôle des plus sévères, expérimenter longtemps et ne pas se livrer à des conclusions trop hâtives.

Il faut, en d'autres termes, réunir une série d'observations dont le but serait de suivre le malade pendant un certain temps, de façon à être fixé de la manière la plus exacte sur le moment précis de la manifestation de l'accès.

La mère de la jeune fille de l'observation VI a été traitée dans les mêmes conditions ; les résultats ont été les mêmes : guérison prompte, sauf l'inconvénient d'un abcès, après une piqûre faite avec une solution au 10ᵉ additionnée de 16 gouttes d'eau de Rabel.

Le nouveau sel, ainsi que le fait remarquer M. le professeur Gubler, n'est pas seulement un excellent fébrifuge, mais il est encore sédatif et hypnotique.

La tendance au sommeil et le calme parfait qui suivent ordinairement l'injection du médicament se sont montrés chez le sujet de l'observation suivante beaucoup plus prononcés que chez mes autres malades.

OBSERVATION VIII. — Le jeune H. D....., âgé de 20 ans, est atteint depuis 5 ans environ d'une blennorrhagie chronique, qui amène un rétrécissement organique de l'urèthre, lequel ne permet pas l'introduction d'une bougie nᵒ 4 de la filière française. Ce malade est sujet aux accès de fièvre paludéenne. Les 20 et 31 janvier de cette année, il est pris d'un violent accès de fièvre qui amène une rétention d'urine complète. Appelé auprès de lui, et connaissant déjà le degré de son rétrécissement, je m'aperçois facilement que le cathétérisme est impossible. La vessie, considérablement dilatée, dépassait l'ombilic et obstruait complétement le trajet du rectum ; symptômes généraux graves : soubresauts, sueurs froides sur le visage et tout le corps, tressaillements de la face, fièvre des plus intenses, etc... En présence d'un état aussi grave, je n'hésitai pas, assisté de mon excellent ami et confrère le docteur Bolton, à lui pratiquer une ponction de la vessie par le rectum.

Tout allait pour le mieux, lorsque le 3 février, à 7 1/2 du matin, éclate un accès de fièvre avec de violents frissons et claquements de dents, malgré une dose de 0,75 centigrammes de sulfate de quinine que je lui avais fait administrer la veille.

Je le vois un moment après (8 heures 1/2) en proie à une chaleur des plus intenses. T.A. 42°; pouls 140 ; délire, agitation extrême.

Je lui administre, *illico*, par la bouche, 0,60 centigrammes de bromhydrate neutre de quinine dans un peu de miel. Environ une demi-heure après le délire céda, l'agitation se calma et le malade tomba dans un sommeil profond qui dura 1 heure ; au bout de ce temps il se réveilla en transpiration abondante.

La journée se passa très-calme ; 0,60 centigrammes de bromhydrate neutre le soir à 8 heures. Je marque à ce moment T. A. 37°,5.

Sommeil profond jusqu'à minuit, heure à laquelle il se réveille en proie à quelques frissons légers qui augmentent de plus en plus. Son père, craignant un nouvel accès, lui administre un paquet de 0,50 centigrammes de bromhydrate de quinine; même sommeil après la prise du médicament jusqu'à 2 heures du matin. La fièvre est ainsi enrayée à son début. A 3 heures du matin, retour des frissons, plus violents, cette fois ; nouvelle dose de 0,60 centigrammes de bromhydrate basique: la chaleur succède aux frissons et à 5 heures du matin la transpiration était abondante ; cet accès a duré 2 *heures* tandis qu'il se prolonge habituellement chez ce malade pendant 12 et 14 heures.

Je le vois le lendemain matin, 4 février : facies excellent, se sent très-calme ; T.A. 37°, pouls normal. Je pratique le cathétérisme qui est très-douloureux ; soit sous cette influence, soit sous l'influence paludéenne, de violents frissons éclatent, il est alors 7 heures 1/2 du matin ; je lui administre séance tenante 0,24 centigrammes en solution, cette fois, et le maintiens sous l'influence du médicament en répétant cette dose toutes les 4 heures. A 9 heures du matin, sueurs abondantes.

Il continue aussi pendant la journée à prendre 0,25 centigrammes du fébrifuge toutes les 4 heures et à chaque fois, on observe environ un quart d'heure ou 20 minutes après l'administration du médicament un sommeil prononcé.

5 février. — Sommeil calme la nuit dernière. La solution a été continuée la nuit du 4 et toute la nuit du 5 ; les douleurs au bas-ventre sont amorties par l'effet du médicament ; on peut pratiquer le cathétérisme. Pas de fièvre toute la journée et la nuit du 5. On cesse le fébrifuge. Le malade demande avec instance qu'on le maintienne sous l'influence du bromhydrate pour lui donner du calme et du sommeil.

Les 7, 8, 9 pas de fièvre. Depuis ce moment, à chaque fois que le malade sent la fièvre venir, il demande lui-même une dose de bromhydrate qui réussit parfaitement à conjurer l'accès.

On voit, d'après ce résumé, un peu long, qu'une dose énorme du nouveau fébrifuge — 2 grammes 45 centigrammes — dans les

24 heures peut être ingérée sans le moindre accident du côté des voies digestives ; et il est remarquable qu'après cette dose considérable, dont l'action thérapeutique s'est manifestée aussi rapidement, le malade n'ait éprouvé que peu de bourdonnements d'oreilles, pas de mal de tête et presque pas de surdité, mais qu'au contraire un sommeil calme et pour ainsi dire réparateur suivait chaque prise de la nouvelle préparation quinique. L'action hypnotique et sédative a donc été bien manifeste chez notre malade, et lui-même nous a déclaré avoir éprouvé un bien-être et un calme parfaits après le sommeil que provoquait le nouveau sel.

Le sulfate de quinine chez ce malade d'un tempérament nerveux, à dose de 0,25 centigrammes, produisait des désordres beaucoup plus marqués du côté des fonctions auditives et digestives et le jetait dans un éréthisme nerveux tellement pénible qu'il en redoutait l'ingestion.

On voit également dans cette observation que le bromhydrate de quinine administré pendant l'accès, alors que la température axillaire marquait 42°, en diminuait l'intensité et la durée.

La même préparation, prise au moment des frissons, réussit à faire avorter l'accès.

A en juger par cette seule observation, nous serions, sur ces deux points importants, parfaitement d'accord avec notre distingué confrère de Romorantin, le Dr Soulez.

Le sulfate de quinine ne possède certainement pas ces vertus. Administré pendant la chaleur et surtout chez le sujet de cette observation, le sulfate de quinine augmenta l'intensité et la durée de l'accès.

Il est également prouvé dans cette observation que le fébrifuge, administré en poudre dans du miel, produisait une action thérapeutique suffisante pour enrayer ou juguler la marche d'un accès, mais que cette action ne se maintenait pas un temps suffisamment long pour prévenir l'accès suivant, ce que nous avons obtenu avec une dose moins forte de la solution.

L'effet sédatif et hypnotique s'est également manifesté chez une jeune dame, en proie à une migraine intense ; l'administration de 2 pilules de 0,25 centigrammes chacune, à 3 heures d'intervalle, a réussi à calmer considérablement la douleur.

L'action consécutive à l'absorption du médicament s'est traduite ici, comme dans le cas précédent, par des effets physiologiques appartenant au bromisme et au quinisme. Un sommeil de 20 minutes a suivi l'administration du médicament, des bourdonnements d'oreilles et de la surdité se sont manifestés à un faible degré.

Ajoutons que cette jeune dame ne peut prendre 0,25 centigrammes de sulfate de quinine sans éprouver tous les inconvénients de l'ivresse quinique et des tremblements nerveux dans les membres supérieurs et inférieurs.

Nous pourrions multiplier ces exemples, mais ce serait nous livrer à des répétitions ennuyeuses qui allongeraient inutilement ce travail.

Qu'il nous suffise de déclarer que nous avons employé le nouveau sel dans les hôpitaux des propriétés sucrières Terracine, Fontenelle et Combo avec un égal succès.

Nous l'avons administré dans des fièvres symptomatiques et également, avec le plus complet succès, chez des malades irritables qui, ayant abusé du sulfate de quinine, ne pouvaient plus le tolérer, même à faible dose, qu'au prix d'une gastralgie pénible ou de symptômes nerveux désagréables.

Il ressort de nos expériences les conclusions suivantes, dont la plupart confirment pleinement les assertions de nos savants prédécesseurs :

1° Parmi tous les fébrifuges que la science proclame, il n'en est pas de plus utile, de plus efficace, de plus énergique que le bromhydrate neutre de quinine;

2° Le nouvel agent est supérieur au sulfate de quinine parce que ses effets physiologiques (ivresse quinique) sont beaucoup plus faibles et souvent nuls chez certains malades;

3° Il jouit d'une action sédative et hypnotique précieuse, qu'on peut utiliser chez les personnes nerveuses et celles dont les accès sont habituellement accompagnés de délire et d'agitation;

4° En injections hypodermiques, il est d'une innocuité bien évidente pour le tissu cellulaire qui le reçoit, si on a le soin de n'injecter par la même piqûre qu'une seule seringuée.

5° Le bromhydrate *acide* de quinine en injections sous-cutanées s'est montré aussi inoffensif que le bromhydrate *neutre*, d'après la formule conseillée par M. Gubler ;

6° Il est essentiellement important que l'instrument soit d'une propreté irréprochable à chaque fois que l'on opère et que les solutions soient de préparation récente ;

7° En injections hypodermiques, son action est plus puissante, plus sûre et plus rapide que par les autres modes d'administration, et en fait un agent précieux contre les accès pernicieux ;

8° Administré en potion le nouveau fébrifuge à une sûreté d'action plus manifeste que pris en pilule, dans du pain azyme ou dans du miel;

9° Même à dose considérable, 2^{gr},45 dans les 24 heures, le bromhydrate neutre de quinine n'a pas produit la moindre irritation de la muqueuse de l'estomac chez un de nos malades. (Obs. VIII.) Il est évident que ce malade n'aurait jamais toléré une semblable dose de sulfate de quinine;

10° Administré au moment du frisson, il réussit souvent à faire avorter l'accès;

11° Pris en pleine période de chaleur, il diminue l'intensité et la durée de l'accès;

12° Il a paru efficace dans deux cas (obs. VI et VII) où il a été administré 1 heure avant l'accès;

13° Le bromhydrate basique est un agent précieux pour les personnes qui, ayant abusé du sulfate de quinine, ne peuvent plus en prendre sans éprouver de la gastralgie, des coliques ou une irritabilité nerveuse accompagnée d'hypercinésie cardiaque;

14° Il a donné d'excellents résultats chez certaines constitutions où le sulfate de quinine, après avoir réussi pendant longtemps, semble avoir perdu ses propriétés anti-périodiques.

NOTE SUR UN CAS·

DE FIÈVRE PALUDÉENNE

A FORME ICTÉRO-HÉMORRHAGIQUE

TRAITÉE AVEC SUCCÈS PAR LES INJECTIONS SOUS-CUTANÉES DU BROMHYDRATE DE QUININE

Dans notre dernière étude sur le bromhydrate de quinine, — étude dans laquelle nous avons fait ressortir la supériorité du bromhydrate neutre de quinine sur le sulfate de même base, son innocuité pour le tissu cellulaire, sa sûreté et sa rapidité d'action lorsqu'il est employé en injections hypodermiques, — nous avons émis l'opinion que le nouveau fébrifuge de M. Boille, administré en injections sous-cutanées, devait être un agent des plus précieux contre les accès pernicieux.

Nous avons eu le bonheur ces jours-ci de constater les effets réellement surprenants de cet excellent médicament dans un cas de fièvre paludéenne à forme ictéro-hémorrhagique, accès pernicieux que redoutent avec raison tous les praticiens de Maurice.

La solution dont nous nous sommes servi provient du laboratoire de M. Boille, et nous la devons à la libéralité de M. David Constantin, qui a mis généreusement à notre disposition l'unique flacon qu'il possédait.

« *Observation de fièvre paludéenne à forme ictéro-hémorrhagique, traitée avec succès par les injections hypodermiques de bromhydrate neutre de quinine.*

J.-G. de Saint-P..., greffier à la cour de district de Souillac (Savanne), 45 ans, robuste, mais d'un tempéramment très-nerveux, a été atteint, il y a une quinzaine de jours, d'un accès de fièvre franchement intermittente, avec ses trois stades classiques, et qui a cédé sous l'influence du sulfate de quinine.

Le 19 avril 1877, après avoir ressenti un peu de malaise la veille, il est pris tout à coup, vers 9 heures 1/2 du matin, d'un frisson accompagné d'un vomissement muqueux ; malgré cela, il se rend à son bureau. Mais à peine s'y trouvait-il, que les vomissements reparaissent plus abondants, et bilieux cette fois, avec des efforts involontaires et douloureux. Ces premiers symptômes sont bientôt accompagnés d'une diarrhée bilieuse et abondante qui se renouvelle jusqu'à mon arrivée.

Je me rends auprès de lui vers midi, et constate les symptômes suivants :

Les vomissements sont rapprochés et pénibles, ils offrent une coloration noire verdâtre ; chaque effort amène une douleur épigastrique intolérable ; le pouls est accéléré (144), filiforme, fuyant sous le doigt ; les yeux, excavés, sont cernés d'un large cercle noir, le regard hébété, les lèvres décolorées, le nez pincé et glacé, le facies cadavérique, les sclérotiques sont légèrement teintées de jaune, les téguments externes sont plutôt bistrés ; une sueur visqueuse recouvre la peau, qui est d'une chaleur ardente ; la langue est épaisse, large et blanchâtre, ses bords marquent l'empreinte des dents ; agitation et soubresauts des tendons, grincement des dents par moments, respiration accélérée, spasmes ; on dirait parfois un homme qui sanglote ; la soif est ardente, chaque gorgée d'une boisson quelconque amène des nausées et des vomissements verdâtres pénibles. Au milieu de ce cortége de symptômes alarmants, le moral du malade est vivement impressionné et une prostration parfois effrayante succède à chaque effort de vomissement.

Malgré la chaleur dont il est en proie. le malade accuse un froid glacial et demande des boules d'eau chaude aux extrémités inférieures. N'osant, en raison de la prostration dans laquelle je l'ai trouvé, lui donner un vomitif pour débarrasser ses voies digestives, je lui prescris des boissons froides, soda et eau-de-vie par cuillerées, sinapisme au creux de l'estomac et, saisissant un moment de répit dans ses vomissements, je lui administre par la bouche 1 gramme de sulfate de quinine en solution ; 40 centigrammes du même fébrifuge en solution dans de l'eau de Rabel sont injectés sous la peau par deux piqûres.

Une heure après, un violent frisson éclate suivi de vomissements bilieux et d'une selle copieuse et *sanglante*. Reposée un moment dans le vase qui la renferme, elle se prend en caillots mous. Les urines ont été mélangées à l'évacuation, je ne puis dire si elles étaient hématuriques.

Un moment après, le malade tombe dans une défaillance qui m'inquiète beaucoup, et il se refroidit : sinapismes, boules d'eau chaude, etc. ; sirop de quinquina et de ratanhia à parties égales, à prendre par cuillerées à bouche toutes les 2 heures. Limonade sulfurique par gorgées.

A 2 heures, un nouveau frisson éclate, très-intense, avec claquement de dents, suivi bientôt d'une évacuation alvine d'un rouge très-noir, presque pas de matières fécales; cette coloration tient sans nul doute aux matières colorantes de la bile et à celle du sang. Lorsqu'on agite le vase qui les contient, les parois sont teintées d'un rouge vermeil ; les urines sont hautes en couleur et peu abondantes. La peau, toujours bistrée, est actuellement sèche et chaude, la sensation de froid accusée par le malade devient plus pénible.

A 3 heures, les nausées ainsi que les vomissements persistent ; le pouls est toujours filiforme, on le sent à peine, il bat 152; la peau est moins chaude, elle se recouvre d'une transpiration visqueuse et froide; la prostration est plus grande.

Pendant tout ce temps, nous devons dire que le malade avait conservé toute son intelligence.

A 5 heures, nouveau frisson, moins fort, suivi d'une *évacuation sanglante* ayant les mêmes caractères que la première selle. L'état général est aussi désespérant.

L'expérience m'ayant appris que, dans les cas de ce genre, le sulfate de quinine pris par les voies digestives est non-seulement inutile, mais encore nuisible, je m'abstiens de lui en prescrire.

Je reçois à 6 heures 1/2 du soir de M. D. Constantin un flacon de bromhydrate neutre de quinine en solution au 10e, et lui fais plusieurs injections sous-cutanées (60 centigrammes du fébrifuge). Je fais cesser le sirop composé et la limonade sulfurique.

Je le vois à ce moment avec mon confrère le docteur Bolton qui partage mes inquiétudes ; nous faisons uriner le malade à part, ses urines sont peu abondantes, mais offrent une coloration plutôt rosée. Une quatrième évacuation a lieu en notre présence, elle est sanguinolente cette fois et contient des matières fécales jaunâtres.

Un vésicatoire est appliqué sur la région du foie qui est sensible à la pression.

Un assoupissement léger suit l'absorption cutanée du fébrifuge, l'agitation est moins prononcée.

A 8 heures 1/2, c'est-à-dire 2 heures après les injections hypodermiques de bromhydrate de quinine, les nausées et les vomissements ont cessé, le pouls a perdu son caractère filiforme, il est plus large, mou et bat 100 pulsations à la minute. Le malade prend un peu de lait qu'il conserve. Cette amélioration se maintient jusqu'à minuit ; à ce moment je constate une légère accélération dans les pulsa-

tions 115 ; vers 1 heure du matin il a quelques nausées à la suite
de petits frissons, pas de vomissements ; selles répétées, peu abondantes et bilieuses, pas traces de sang ; quelques mouvements
nerveux dans les doigts, insomnie. Ces symptômes sont indubita-
blement ceux d'un accès avorté, ils sont dissipés vers 1 heure 1/2
du matin et le reste de la nuit s'est passé dans le calme.

Le lendemain matin, 20 avril, le malade a voulu s'asseoir un
moment dans son lit, syncope. Je le vois un moment après, il est
très-faible, mais la peau est fraîche, 96 pulsations, pas de selles depuis 2 heures du matin. La limonade purgative prescrite depuis la
veille n'est prise qu'à moitié. 1 gramme de bromhydrate neutre de
quinine en injections hypodermiques (2 et 3 seringuées par la même
piqûre) ; les piqûres d'hier soir n'ont laissé aucune trace ; douleur
et tuméfaction à l'endroit où le sulfate de quinine a été. Le malade
nous dit qu'il éprouve une chaleur brûlante à la première injection
de bromhydrate de quinine, mais qu'il ne ressent aucun effet à la
seconde et à la troisième seringuée lorsque je lui fais 3 injections
par la même piqûre.

A 9 heures, il prend un chocolat avec plaisir.

A midi, a pris 2 œufs, se sent beaucoup mieux ; quelques nausées sans vomissements ; les yeux sont encore excavés et cerclés de
noir. 8 injections de bromhydrate de quinine, 2 seringuées par la
même piqûre. (Je dois rappeler ici que ma seringue de Pravaz contient 1 gramme au 10ᵉ, c'est-à-dire 10 centigrammes du fébrifuge.)
Pouls 96. Eau de Vichy. Eau de coco.

A 6 heures de l'après-midi, 88 pulsations, bon aspect du visage,
se sent mieux que ce matin ; les nausées sont moins fréquentes.
A eu 3 selles fortement bilieuses, noir verdâtre et copieuses dans la
journée.

A 8 heures du soir même amélioration. 20 centigrammes de calomel à prendre vers 9 heures, purgatif au citrate de magnésie pour le
lendemain matin. 8 injections hypodermiques (2 par la même
piqûre).

21 avril, a restitué son purgatif, on le renouvelle. 2 selles très-
bilieuses la nuit dernière ; insomnie. Chez ce malade qui est très-
nerveux, les effets bromiques du médicament sont nuls ; les premières injections ont amené pourtant un peu d'assoupissement.
4 injections sous-cutanées ce matin à 8 heures 1/2 ; n'a pas eu le
moindre frisson, les nausées deviennent de plus en plus rares avec
les purgations ; les téguments externes ont un aspect terreux ; pouls
normal.

Liqueur au quinquina de Battley 12 gouttes trois fois par jour; à midi, bien, appétit meilleur.

A 8 heures du soir, calomel et poudre de Dower.

Le 22 avril, 6 heures du matin, l'état nauséeux persistant, je fais prendre une limonade Rogé; aucune répugnance. Le malade a un peu dormi la nuit dernière, les selles sont encore bien bilieuses. Le lieu où le sulfate de quinine a été injecté est douloureux et engourdi; au point des piqûres la tuméfaction est considérable; onctions avec onguent mercuriel belladonné; *les piqûres faites pour l'introduction du bromhydrate de quinine n'ont laissé aucune trace d'inflammation.*

Les 23, 24 avril, grande amélioration, appétit revenu. Quinquina ferrugineux.

Au moment où j'écris ces lignes, 26 avril, le malade se dispose à se transporter sur les plateaux élevés de l'île pour y respirer un air plus vivifiant.

Ce fait n'a pas besoin de commentaires. Nous nous contenterons simplement de faire observer qu'aussitôt que le bromure de quinine neutre a touché l'organisme l'amélioration a été rapide.

www.ingramcontent.com/pod-product-compliance
Ingram Content Group UK Ltd.
Pitfield, Milton Keynes, MK11 3LW, UK
UKHW020151080726
13614UKWH00006B/2517

9 782019 239589